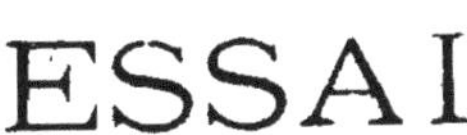

ESSAI

SUR

L'HYGIÈNE SCOLAIRE

PAR

A. FÉRET

OFFICIER D'ACADÉMIE

Membre de la Société Française d'Hygiène

ET DE LA SOCIÉTÉ D'HYGIÈNE DE L'ENFANCE

---

16 — Rue Etienne-Marcel — 16

PARIS

1890

ESSAI

SUR

L'HYGIÈNE SCOLAIRE

PAR

A. FÉRET

OFFICIER D'ACADÉMIE

Membre de la Société Française d'Hygiène

ET DE LA SOCIÉTÉ D'HYGIÈNE DE L'ENFANCE

16 — Rue Etienne-Marcel — 16

PARIS

1890

A MONSIEUR GRÉARD

Grand-officier de la Légion d'honneur;

Membre de l'Académie française;

Vice-recteur de l'Académie de Paris.

Monsieur le Recteur,

J'ai l'honneur de vous dédier ces Études sur l'hygiène scolaire, en vous priant de vouloir bien en agréer l'hommage.

La sollicitude si dévouée dont vous entourez nos jeunes gens aux Ecoles, me fait espérer, Monsieur le Recteur, que vous voudrez bien faire à cet essai un accueil favorable.

Je vous prie d'agréer, Monsieur le Recteur de l'Académie de Paris, l'expression de mes sentiments les plus respectueux, avec l'assurance de mon entier dévouement.

A. FÉRET

Officier d'Académie.

ACADÉMIE

DE PARIS

CABINET

DU

CE-RECTEUR

UNIVERSITÉ DE FRANCE

Paris, le 7 décembre 1889.

MONSIEUR,

Je vous remercie de m'avoir communiqué les épreuves de votre ESSAI SUR L'HYGIÈNE SCOLAIRE *et j'agrée la dédicace que vous avez bien voulu m'en faire.*

Recevez, Monsieur, l'expression de mes sentiments les plus distingués.

GRÉARD.

INTRODUCTION

A cette époque où les questions d'hygiène préoccupent tant d'esprits, de grands progrès ont été accomplis ; mais en entrant dans cette voie, on s'aperçoit qu'il reste encore beaucoup à faire.

Le Congrès International d'Hygiène et de Démographie qui vient d'avoir lieu à Paris, sous les auspices de M. le Ministre du Commerce et de l'Industrie, et sous la présidence de M. le Dr Brouardel, s'est livré, dans ses nombreuses séances, à de grands travaux.

Nombre de questions des plus intéressantes y ont été traitées avec le concours d'hommes éminents, délégués par les nations étrangères. L'hygiène scolaire a été particulièrement l'objet de discussions approfondies.

Bien que je n'occupe parmi les hygiénistes qu'un rang bien modeste, je me suis efforcé cependant d'apporter ma part dans cette œuvre générale, heureux si mes faibles efforts peuvent contribuer à rendre service à l'enfance aux études.

Je vais donc soumettre ici le résultat de mes réflexions, en réclamant l'indulgence des lecteurs.

A. FÉRET

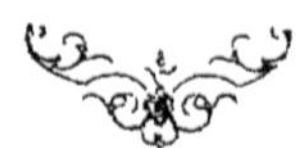

HYGIÈNE SCOLAIRE

CHAPITRE PREMIER

LAVAGE DU SOL ET DES MURS DANS LES SALLES D'ÉCOLES

N'avez-vous jamais été surpris, en entrant dans une école, de l'air vicié que l'on y respire ?

Il est difficile qu'il en soit autrement pour plusieurs causes différentes, dont l'agglomération est la plus importante.

Mettons donc moins d'enfants par salles et construisons plus d'écoles dans nos villes.

Ajoutons-y un étage ou deux. L'enfant a les poumons libres et, en somme, il ne monterait les étages supplémentaires que quelques fois par jour. Il fait cet exercice bien plus souvent chez ses parents pour les petites commissions dont ils le chargent.

— Alors, c'est une dépense supplémentaire que vous proposez, me dira-t-on ?

— Mais l'argent est-il à comparer avec la santé des enfants ?

Chacun de nous tient aux siens, et je ne vois pas que la question pécuniaire soit une cause de refus.

Nous devons préparer une forte génération, capable de supporter les charges sociales qui lui sont réservées.

Peut-être aura-t-elle des épreuves redoutables à subir !

Il y a lieu de nous empresser et de donner aux jeunes poitrines délicates de nos enfants un air aussi salubre que possible.

Pour obtenir ce résultat, il faudrait, selon nous, que les murs intérieurs de chaque classe fussent lavés tous les mois (à l'eau simple pour ne pas détériorer la peinture.)

Ce lavage nous paraît indispensable et voici pourquoi :

La poussière produite par le balayage s'attache aux murs et s'y fixe, — l'haleine des enfants et l'humidité de l'atmosphère aidant.

Le sol devrait aussi être lavé au moins une fois par semaine.

Chaque enfant apporte avec ses chaussures et ses vêtements la poussière de la rue, la boue par le mauvais temps. Ses expectorations mêmes sont une cause importante d'insalubrité ; il est donc nécessaire de laver le sol, car le balayage est certainement insuffisant.

Nous pouvons ici faire remarquer la difficulté de cette opération dans l'état actuel.

Les tables sont longues; les bancs y sont joints, et cette disposition nécessite l'aide d'une seconde personne pour les changer de place.

Les tables unipersonnelles, avec banc indépendant, sont de beaucoup préférables.

Au Havre, chaque élève a sa table et son banc.

Nous présumons que l'enfant travaille mieux ; il est certainement moins distrait.

Cette disposition plus heureuse ne prend pas plus de place, et l'assainissement est rendu plus facile.

Chaque fois qu'il nous est donné de voir des jardins bien tenus, les plantes et les arbustes soignés, munis d'un tuteur, s'ils ont un penchant à se courber, nous nous disons : « Heureuses plantes, vous avez un jardinier qui prend soin de vous, qui vous donne l'engrais nécessaire, vous arrose et vous redresse ! »

Hélas ! quand se formera la Société protectrice de l'enfance aux études ?

Certes, nos écoles communales sont tellement bien édifiées, qu'il y aurait peu de chose à modifier, une bien légère dépense à faire, pour obtenir un résultat salutaire.

CHAPITRE II

DE L'UTILITÉ DE DONNER A L'ENFANT UNE TABLE A SA TAILLE

Parmi les personnes qui composent une réunion, la diversité de stature est frappante. Il en est de même à l'école. Ne vous rappelez-vous pas que vos voisins d'étude étaient d'une taille différente ?

D'un côté votre condisciple était plus grand, tandis que de l'autre, il était d'une taille inférieure ; et pourtant, vous occupiez la même table.

Il est évident que si la table vous convenait, vos voisins ne devaient pas s'y trouver bien.

L'enfant plein d'insouciance subit les effets déplorables de cette lacune qui existe forcément dans les tables scolaires à l'état fixe ; mais il n'a pas la réflexion nécessaire pour en juger la cause.

Il sent instinctivement le besoin d'une table à sa taille, tout en se rendant compte que ce désir ne peut être satisfait, puisque le modèle adopté est le même pour tous.

Cet enfant devenu homme se rappelle le malaise qu'il a éprouvé ; il s'en plaint, il en ressent encore la funeste influence, et, grave inconséquence, il envoie ses enfants dans les écoles où les mêmes tables existent encore.

Aucune protestation ne s'élève.

Chacun se résigne à voir souffrir les siens des mêmes maux dont il conserve un si mauvais souvenir... Cette inconséquence n'est cependant qu'apparente.

Cet homme, chef de famille, a des devoirs sociaux à remplir.

Il se doit tout entier à son labeur quotidien, duquel dépendent son présent et son avenir, et il s'en rapporte à l'édilité, à ceux qui, par leurs fonctions, sont chargés de veiller au bien-être général des enfants aux études.

N'avons-nous pas l'administration municipale, la direction des travaux de la ville, les commissions d'hygiène qui ont pour mission de rechercher les voies et moyens de protéger l'enfance, de la mettre à l'abri de tout ce qui peut porter atteinte à sa santé.

D'un autre côté, doit-on, pour être impartial, accuser l'administration et ses commissions ?

Elles sont, en effet, chargées d'appliquer les idées nouvelles qui leur paraissent pratiques, mais encore faut-il que ces idées aient vu le jour.

La marche du progrès est lente, et le côté matériel y met souvent obstacle.

On en est à ce point avec la table scolaire.

Selon nous, le moyen pratique de combattre le système actuel dont chacun constate les effets pernicieux, doit se trouver dans l'emploi d'une table scolaire que l'enfant, grâce à une disposition très simple, puisse mettre à sa taille.

Chacun sait que l'enfant grandit de 1 centimètre 1/2 à 2 par trimestre. Il pourra donc régler son pupitre et le mettre au niveau qui lui sera indiqué par le maître d'étude.

Rien ne sera plus facile que d'obtenir ce

résultat, qui donne à l'enfant un maintien correct.

Sa poitrine, préservée du contact immédiat du pupitre, se dilatera en toute liberté, et la vue sera conservée dans tout son éclat.

CHAPITRE III

DES DANGERS DU SÉDENTARISME ET DES MOYENS DE L'ÉVITER.

On a beaucoup écrit contre la sédentarité des enfants aux études.

Cette question a été très agitée dans la presse et à l'Académie de médecine ; mais elle n'a pas reçu de solution.

Il est cependant reconnu que l'enfant a besoin de mouvement.

Ne pourrait-on pas lui donner satisfaction pendant ses travaux scolaires, sans nuire à ses études ?

C'est ce que nous verrons plus loin.

L'uniformité de la position assise sur un banc fixe est réellement fatigante. Nous dirons plus, elle provoque un énervement qui amène le malaise d'abord et ensuite la somnolence. Le cerveau s'engourdit ; les leçons du professeur n'ont plus d'action, parce que l'intelligence de l'enfant est tellement alourdie que les dix minutes de récréation qui scindent les heures d'étude, ne suffisent pas toujours pour lui rendre toutes ses facultés.

L'élève revient à sa place et, s'asseyant, retombe bientôt dans le même état.

Il perd ainsi la plus grande partie de son temps et des leçons qui lui sont prodiguées.

L'élève ressent bien cet inconvénient, mais il lui est matériellement impossible de l'éviter.

Malgré leur ardeur à l'étude, les enfants les plus courageux trouvent les heures d'une lenteur désespérante et aspirent au moment de la sortie qui viendra les délivrer de cette position qui leur paraît un supplice.

Tels sont les inconvénients et le danger du sédentarisme.

Adversaire de ce danger, nous avons voulu rechercher les moyens logiques et rationnels d'y soustraire nos enfants.

Voici, selon nous, le moyen de le combattre efficacement.

Donnons à l'enfant une table qui soit à lui, et dont la hauteur soit facultative, afin qu'il puisse la mettre à sa taille.

Organisons les travaux debout.

La discipline n'y perdra pas.

Les travaux alternés, assis et debout, nous ont surtout paru de nature à obtenir le résultat recherché, en les pratiquant dans une sage mesure, afin d'en faire une variété attrayante.

Nous faisons remarquer que, dans les travaux assis, l'élève ayant une table à sa taille, aura une tenue correcte ; il en sera de même dans les travaux debout, avec cette différence qu'il devra exécuter les mouvements de gauche et de droite que nous recommandons, et que nous développerons dans un chapitre suivant.

C'est par ce moyen que nous espérons parvenir à rendre le travail agréable, en évitant la monotonie et l'ennui provoqué par l'uniformité.

CHAPITRE IV

NÉCESSITÉ DE DÉVELOPPER L'ENFANT AUX ÉTUDES

Il est reconnu que l'absence de mouvement est une cause importante d'affaiblissement, et nous ne croyons même pas utile de faire remarquer qu'une personne alitée depuis quelque temps, par suite d'un accident quelconque, éprouve dans les jambes une faiblesse qui lui rend la marche pénible, dès que la convalescence lui permet de reprendre ses occupations.

Si nous considérons que l'enfant interné aux écoles conserve la même attitude pendant ses études, pour le moins cinq à six heures par jour, bien qu'elles soient interrompues par des récréations, il est évident que ce manque d'exercice est contraire aux lois de la nature et forme obstacle à la vigueur des muscles.

Si cette situation n'était que momentanée, et que l'essor fût ensuite donné, le mal serait facile à réparer ; mais il n'en est pas ainsi.

Nous montrerons plus loin que cette position assise, même chez l'homme, présente de graves inconvénients.

Remarquons que l'enfant, jusqu'à l'âge de six ans, a grandi en toute liberté; il n'a subi aucune contrainte pouvant entraver son développement, mais après quelques mois de séjour en classe, il perd la fraîcheur de son teint et la rondeur de ses joues, — heureux s'il ne devient pas anémique.

Cet état est, à coup sûr, produit par l'air vicié qu'il respire, et par la privation de mouvement. En outre, l'appui continu de la poitrine sur le bord du pupitre, cause la perturbation des fonctions de l'estomac.

Il est à remarquer que sur cent enfants, il en naît un tiers d'une constitution supérieure, un tiers d'une constitution moyenne et un tiers d'une constitution chétive.

Il faut éviter, selon nous, tout ce qui pourrait affaiblir la constitution du premier tiers, travailler à améliorer celle du second, et s'efforcer de sauver le troisième.

Nous allons démontrer au chapitre suivant la bonté des travaux alternatifs debout et assis, et présenter l'avantage qui résulterait de leur adoption au point de vue de l'hygiène, étant donné que ces exercices sont tout à fait conformes aux principes de la gymnastique.

Bien certainement, l'enfant, en conservant toujours sa position assise, a souffert dans sa santé, dans son organisme et dans sa constitution.

Nous croyons qu'il est réellement déplorable de laisser subsister un système aussi funeste, alors que les moyens existent de l'abolir.

Il est certain que le mal causé à la jeunesse de nos écoles est bien plus grave dans les études secondaires ; mais, s'il existe dans une proportion moindre aux études primaires, pourquoi ne pas employer, là aussi, les moyens que nous avons de le faire disparaître ?

Que devons-nous avant tout rechercher ? La vigueur corporelle chez nos enfants, tout en ornant leur esprit des bienfaits de l'instruction. « Mens sana in corpore sano. » disaient les anciens. « Bon pied, bon œil, » dit un proverbe populaire. Or, l'immobilité est un obstacle à la vigueur des tendons des jarrets, et bon œil est compromis par l'affaissement de l'élève sur des tables scolaires qui restent fixes pendant qu'il grandit.

Certes, nous remplissons un devoir social en faisant instruire nos enfants ; mais sachons allier les qualités physiques aux qualités intellectuelles. Pensons qu'aussitôt que l'élève possède son certificat d'études, nous lui donnons une profession, et c'est là qu'on reconnaît l'insuffisance d'exercice qui aurait pu développer davantage cet enfant que nous aimons tant.

Le chef de l'établissement où nous le présentons ne juge que sur l'apparence, et les conditions qu'il nous fait sont en rapport avec l'aspect qu'il présente.

Dans les établissements secondaires que l'élève ne quitte qu'à l'âge de 16 à 18 ans, le manque d'exercice résultant de la position sans cesse assise a certainement bien restreint sa vigueur, et vienne le moment d'être soldat, il est certain que sa taille, sa force, n'ont pas obtenu le développement qu'elles auraient pu avoir, de même que les tendons de ses jarrets n'ont pas acquis la vigueur nécessaire, heureux encore si sa vue ne s'est pas affaiblie, et s'il ne vient pas augmenter le nombre déjà si considérable des myopes.

Nous devons pourtant prévoir que la génération qui nous suit, aura, comme le dit si bien Alexandre Dumas fils : « De longues courses à faire et de rudes charges à porter. »

Développons donc nos enfants par une éducation physique sagement entendue ; préparons-les pour les étapes qu'ils pourront avoir à fournir étant soldats ; car, malgré leur bonne volonté et leurs efforts, si nous n'y prenons garde, lorsque le temps des épreuves arrivera, ils seront victimes des circonstances.

Combien de non-valeurs existent dans l'armée au désespoir de nos généraux.

Quel danger pour la Patrie !

CHAPITRE V

BIENFAITS DES TRAVAUX ALTERNÉS, DEBOUT ET ASSIS, PENDANT LES ÉTUDES, AU POINT DE VUE PHYSIQUE

Il est reconnu que les études sont peu favorables à la croissance des enfants.

Nous allons nous efforcer d'en rechercher la cause.

Récapitulons le temps qu'ils passent à l'accomplissement de leurs devoirs dans les lycées, au collège ou dans les maisons d'éducation.

Les élèves moyens et les grands se lèvent à 6 heures du matin et se couchent à 8 heures, — soit un ensemble de 14 heures.

Nous pouvons admettre environ 10 heures de travail assis.

Dans les écoles communales, il n'y a que 6 heures de présence ; mais l'écolier emporte des devoirs qu'il fait dans sa famille.

Si nous considérons que l'enfant a l'habitude

de se courber, de trop pencher la tête sur son cahier ou sur son livre, de ramener les pieds en arrière, nous constatons (de même que chez beaucoup d'hommes du reste) qu'il prend la forme d'un Z.

Il est évident que cette attitude n'est pas bonne, et qu'elle contrarie la nature.

Si nous ajoutons à cela que la position enseignée pour écrire comme étant la meilleure et la moins gênante pour ses voisins, est de ramener le bras gauche sur le devant de la poitrine, le coude droit près du corps, nous reconnaîtrons que cette disposition est contraire aux principes de la gymnastique.

Au gymnase, on nous enseigne que les haltères et l'escrime sont d'excellents exercices. — Le premier développe le thorax; le second donne une vigueur exceptionnelle aux muscles des jambes et des bras.

Nous croyons qu'il serait possible d'employer pendant les études, ces principes de la gymnastique.

Les travaux assis et debout alternés dans une sage mesure, atteindront, selon nous, le but recherché. Voici comment nous en comprenons l'application :

Dans la position assise, le pupitre serait à la hauteur de l'épigastre.

Etant debout, l'enfant se tiendrait de trois quarts devant la table, le bras et la jambe du même sens étant avancés.

Se plaçant à gauche, il maintiendrait son cahier à la partie supérieure ; à droite, il écrirait le plus haut possible, la main gauche au bas du cahier.

On empêcherait ainsi le contact de la poitrine avec le pupitre.

L'aplomb corporel étant une conséquence des positions que nous venons de décrire, il serait difficile à l'enfant, pour ne pas dire impossible, de se courber.

En outre, on obtiendrait la distance normale des yeux au cahier ou au livre, et la fatigue de la vue serait évitée.

Les jambes écartées produisent les effets salutaires de l'escrime ; les bras successivement étendus représentent les haltères.

La poitrine se dilate en toute liberté ; le buste reste droit.

Les changements de position établissant un juste équilibre entre l'épaule gauche et la droite, évitent ainsi la déviation de la taille.

Ces exercices facilitent la circulation générale au plus haut degré, donnent le bien-être corporel et permettent de travailler en toute liberté d'esprit.

La croissance est facilitée et l'esthétique satisfaite.

CHAPITRE VI

DES MOYENS A EMPLOYER POUR ÉVITER LA FATIGUE DU CERVEAU ET PAR SUITE LE SURMENAGE PENDANT LES ÉTUDES.

Une des plus graves questions qui ait ému nos penseurs et nos publicistes les plus autorisés, est, sans contredit, la question du surmenage dans les études.

Elle a soulevé d'ardentes polémiques et préoccupé au plus haut point l'esprit public.

L'Académie de médecine en 1887, dans plusieurs de ses séances, a discuté les causes qui semblaient en être la source.

La conclusion de ces discussions mémorables a été de donner à la jeunesse des écoles des récréations plus longues et plus variées.

De son côté, l'enseignement, sans être défavorable à ce projet, y voyait de graves inconvénients suscités par la perte de temps qui venait bouleverser la durée des études, et par suite son programme.

Cependant, des modifications ont été apportées, et l'éducation physique de nos jeunes gens a été améliorée.

On a rétabli nos anciens jeux; on en a emprunté à l'étranger, en donnant à ces distractions plus d'extension; on a organisé de longues promenades et l'équitation a eu une plus large part.

La Ligue nationale de l'Éducation physique est pour beaucoup dans ces améliorations.

Il est incontestable que les longues marches que l'on doit faire, avant d'atteindre le lieu désigné pour les jeux et les exercices corporels, sont une compensation à l'immobilité pendant les études et à l'inconvénient de l'internat, tout en étant favorables à la santé de nos enfants et au développement de leurs muscles.

Il faut cependant admettre qu'au retour, nos jeunes gens fatigués par ces exercices, n'ont plus le calme que les travaux de l'esprit exigent.

De leur côté, les hygiénistes émettaient l'avis que le surmenage pouvait dériver d'une cause non observée jusqu'ici.

Parmi eux, se trouvaient des délégués cantonaux, qui frappés de la tenue généralement incorrecte des enfants courbés sur le pupitre, remarquaient que ce maintien alourdissant le cerveau, devait être cause de cette fatigue intellectuelle que l'on a désignée sous le nom de surmenage.

Il est à observer, et c'est un fait notoire, que si nous conservons une attitude courbée, nous éprouvons un malaise qui nous rend difficiles les travaux de l'esprit.

Si, au contraire, nous nous tenons debout, notre intelligence après quelques instants, recouvre toute sa lucidité. D'où la pensée générale que s'il était possible de faire observer à nos enfants une tenue correcte, de leur maintenir le buste droit et par conséquent le cerveau dans la position normale, nous aurions apporté une grande amélioration.

On sentait donc le besoin de donner aux études une variation destinée à rendre le travail attrayant pour l'enfant et à combattre efficacement cette somnolence de l'esprit.

On a d'abord pensé que les élèves étant de taille différente, devaient avoir chacun un pupitre à leur taille.

Mais il y avait à ce projet une impossibilité matérielle, puisque l'enfant grandit sans cesse.

La table scolaire à élévation facultative vint donner une solution inattendue qui reçut l'approbation de nos hygiénistes, des médecins et des membres de l'enseignement.

Nous croyons utile de faire connaître ici que les résultats obtenus jusqu'à présent, ont été des plus satisfaisants.

Nous sommes autorisé à croire que les prévisions de nos hygiénistes se réaliseront bientôt, et que le surmenage physique disparaîtra, pour le plus grand bien de la jeunesse de nos écoles.

CHAPITRE VII

LA VUE

DES MOYENS A EMPLOYER POUR ÉVITER, PENDANT LES TRAVAUX SCOLAIRES, LA FATIGUE DE LA VUE, SOURCE FRÉQUENTE DE LA MYOPIE.

Depuis nombre d'années, le Ministère de l'Instruction Publique a convoqué, à plusieurs reprises, en congrès spéciaux, les hommes les plus distingués que leur science, leur expérience, et leurs fonctions appelaient à en faire partie, afin d'étudier l'hygiène scolaire dans toute son étendue.

Parmi les questions à résoudre, celle de la vue a principalement attiré l'attention de ces sommités scientifiques.

Les atteintes portées à la vue de nos enfants ont surtout été attribuées à l'orientation de la lumière.

On avait d'abord préconisé le jour obtenu verticalement, qui semblait excellent, puisqu'il éclaire sans ombre toutes les parties à la fois.

Nous croyons que ce système a dû être abandonné, parce qu'il paraissait trop dispendieux.

L'éclairage bi-latéral semblait, par sa simplicité, devoir être conservé. C'était, du reste, le mode usité quand les locaux s'y prêtaient.

La lumière latérale fut décidément adoptée, après que l'on eut constaté que le jour venant de gauche était supérieur à l'autre. C'est donc sur cette donnée que les écoles sont maintenant construites.

Mais cela suffit-il pour résoudre la question d'une manière suffisante ?

On peut à coup sûr répondre négativement, si l'on considère les rapports actuels de France et de l'Étranger et notamment la Communication que M. le Dr Motais, d'Angers, vient de faire à l'Académie de médecine (dans sa séance du 19 novembre 1889) sur l'Hygiène de la vue dans les Ecoles et Collèges de France.

M. Motais déclare que dans les conditions actuelles, les Etudes scolaires ont une influence dangereuse sur la vue. Après avoir examiné, dans la région Ouest de la France, 5.000 élèves des Collèges et Ecoles, il est arrivé à constater que la moyenne générale de la myopie, qui est de 17 0/0 pour la classe de 3e, atteint 35 0/0 pour les classes de rhétorique et de philosophie ; les trois quarts de ces myopies présentent des complications plus ou moins graves, qui peuvent entraver les jeunes gens dans leur carrière.

La cause du mal doit donc exister ailleurs. Ne serait-elle pas dans l'attitude des enfants généralement enclins à se trop courber sur leur pupitre, à s'approcher à 0,15, 0,10 cent. et même moins de leur cahier ou de leur livre ?

Nous sommes d'autant plus fondés à le croire que nombre de parents se plaignent de cette disposition qu'ils trouvent fâcheuse et que les Instituteurs eux-mêmes déplorent et ne réussissent à empêcher qu'en partie et au prix d'efforts continus.

Ils remarquent que chez les enfants dont la tenue est correcte, la vue reste toujours bonne, tandis que chez les autres elle s'affaiblit.

Nombre de cas de myopie n'ont pas d'autre cause.

On constate également que quelques élèves ont une inégalité du rayon visuel. Ne serait-elle pas déterminée par leur disposition à pencher la tête sur le bras gauche, ce qui les force à regarder en biais ?

Parmi les défectuosités si diverses de la vue, nous citerons aussi en passant « le Daltonisme », qui change pour celui qui en est atteint la couleur des objets et a peut-être sa source dans les travaux scolaires; aussi les Compagnies de chemins de fer ont-elles dû faire cesser leurs fonctions aux employés qui étaient atteints de cette fâcheuse disposition, à cause du danger qu'ils pouvaient faire encourir aux voyageurs. Des jeunes gens se destinant à la marine ont vu cette carrière se fermer devant eux pour la même cause.

Nous avons été admis à examiner plusieurs écoles de filles et de garçons et à causer avec des délégués cantonaux et les directeurs de ces écoles.

Chacun de nous avait la conviction que la courbure trop prononcée de ces enfants était certainement la cause de ces troubles visuels.

En nous communiquant nos réflexions, nous avons été amenés à étudier les différents moyens employés jusqu'à ce jour.

Des oculistes éminents, se basant sur le système allemand, ont proposé de placer devant chaque enfant une tige ayant une branche horizontale terminée par un demi-cercle destiné à maintenir la tête de l'enfant.

D'autres notoriétés préféraient une branche transversale tendant au même but.

Ces deux appareils s'élevaient et s'abaissaient à volonté.

Dans une école normale, le maître d'étude s'assure à l'aide d'une règle de 0,33 qu'aucun des élèves ne sort de la limite fixée pour la vue.

Après avoir comparé ces différents systèmes, nous avons émis la pensée que si le pupitre de la table pouvait être élevé à mesure que l'enfant grandit, de manière à le maintenir sans cesse au niveau de l'épigastre, le buste se trouvant soutenu par les avant-bras, le but que l'on se propose : obtenir une tenue correcte donnant la vue normale prescrite par les oculistes, se trouverait atteint. Ces messieurs étaient d'avis qu'une table de ce genre serait fort utile, tout en exprimant le regret qu'elle fût encore à créer.

Aussi ont-ils été heureux d'apprendre que cette table existait déjà et que, par ordre de M. le Ministre de l'Instruction publique, sur la proposition qui lui en a été faite par M. le Recteur de l'Académie de Paris, elle était à l'essai au lycée Louis-le-Grand et à l'école annexe de l'école normale des instituteurs de la Seine, ainsi qu'à l'école militaire préparatoire de Rambouillet, où elle a été admise sur l'ordre de M. le Ministre de la guerre afin d'y être expérimentée.

Nous avons ajouté que les résultats obtenus par l'emploi de ce système étaient des plus satisfaisants et venaient à l'appui de leurs prévisions.

De son côté, la Direction de l'Enseignement primaire de la Seine se propose de faire un essai dans deux Écoles primaires — filles et garçons, — deux classes entières en seraient meublées.

Il y a donc tout lieu d'espérer que l'usage en étant généralisé dans nos écoles secondaires, aussi bien que dans nos écoles primaires, le nombre des myopes sera de beaucoup diminué.

CONCLUSION

En terminant ces appréciations en ce qui concerne l'Hygiène de l'Enfance, nous devons dire que nous avons surtout été guidé par cette pensée : Que l'homme ayant été créé pour la position verticale, il y aurait péril — pendant sa formation — à ne pas la faire observer le plus possible.

La Nature nous en fait une loi.

CHAPITRE SUPPLÉMENTAIRE

DE L'IMPORTANCE DE DONNER AUX HOMMES UN BUREAU PERSONNEL A LEUR TAILLE

Nos études n'auraient pas été complètes, si nous n'avions pas suivi l'enfant devenu homme pour élever la voix en sa faveur, auprès des administrations, banques, études, maisons de commerce et d'industrie.

Déjà, ces établissements donnent à leurs employés des bureaux spacieux où l'air et la lumière sont largement distribués ; l'hiver, ils leur fournissent la chaleur qui leur est nécessaire ; en un mot, tout le possible est fait pour leur donner satisfaction.

Ne serait-ce pas compléter ces heureuses dispositions que de doter chacun de ces employés d'un bureau particulier à élévation facultative ?

Il est reconnu que la variation d'attitude dans les travaux constitue un bien-être important au point de vue de la circulation générale.

C'est un exercice recommandé, et en même temps apprécié des personnes qui en font usage.

Ainsi, Victor Hugo reconnaissait si bien l'utilité des travaux debout, qu'il n'écrivait que dans cette position.

Pour beaucoup de personnes, ce serait fatigant.

Nous croyons qu'il est préférable d'alterner.

Des médecins font remarquer qu'il est mauvais d'être continuellement assis.

Bien des maux en résultent : ainsi l'obésité en est une cause directe.

Être courbé sur un bureau trop bas provoque la fatigue de l'estomac, qui donne naissance aux digestions imparfaites et à leurs suites funestes.

L'échauffement causé par la position assise amène de graves désordres dans l'organisme.

En résumé, n'est-il pas bon que l'homme évite tout ce qui peut occasionner chez lui des malaises qui, souvent, prennent une gravité dont on ne soupçonnait pas l'importance.

Est-ce que, dans leur longue carrière, les employés, malgré leur taille différente, ne se succèdent pas à la même table de travail qui a nui à leurs prédécesseurs ?

Certes, nous croyons que les chefs de ces administrations et maisons de commerce, dans leur sollicitude, n'hésiteront pas à faire cesser le préjudice causé à leur personnel qui, du reste, étant mieux portant, travaillera mieux et davantage.

Ils réaliseront ainsi ces paroles, si belles et si justes que M. le docteur Richard a prononcées au Congrès de La Haye :

« Toute dépense faite au nom de l'hygiène est une économie, une économie d'existences. »

TABLE DES MATIÈRES

Paris. Imp. A. JOUANDEAUX, 158, Faubg. St-Martin.

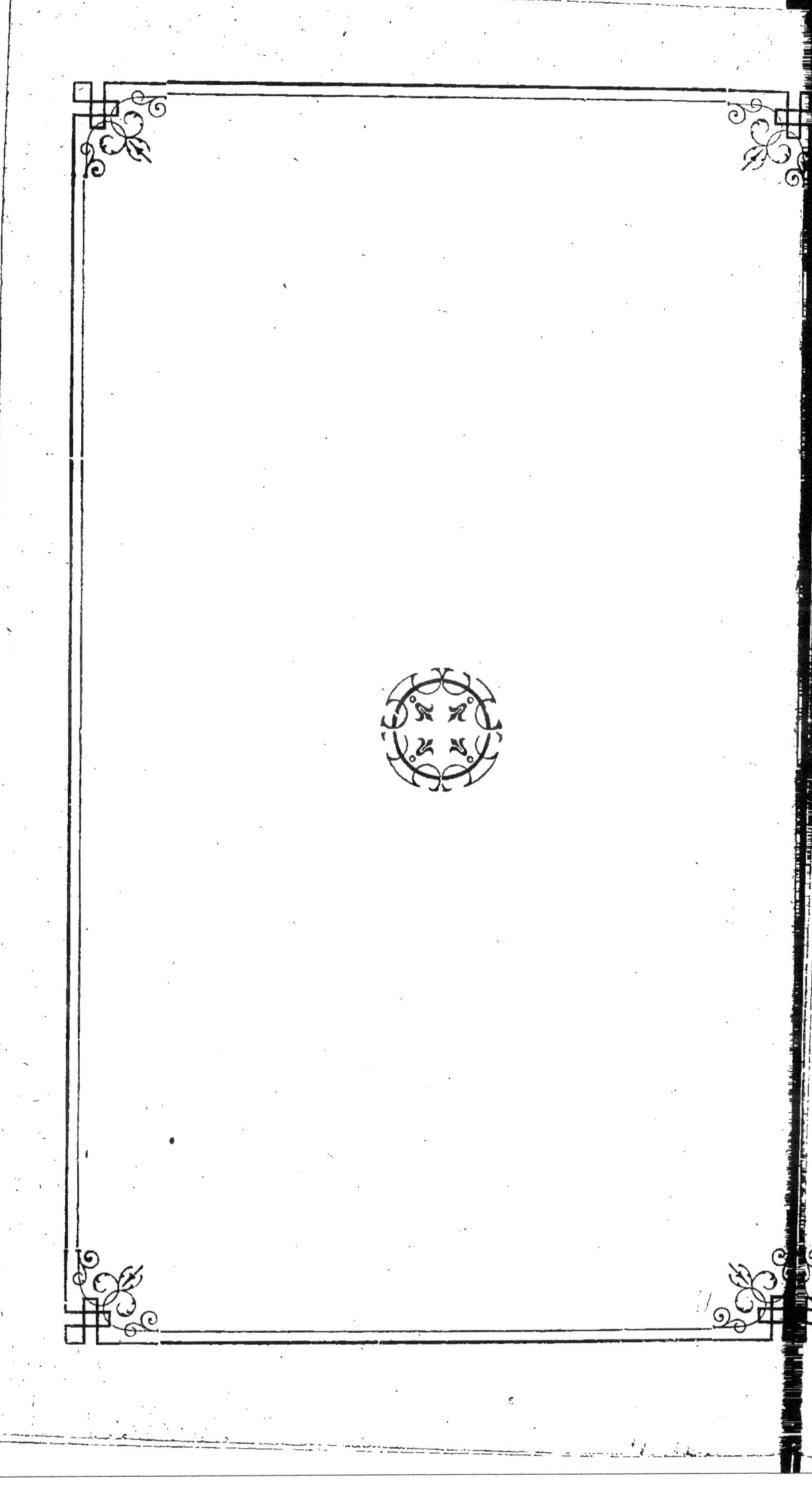

www.ingramcontent.com/pod-product-compliance
Ingram Content Group UK Ltd.
Pitfield, Milton Keynes, MK11 3LW, UK
UKHW022147190726
13855UKWH00004B/1377